主审：周 梁　　主编：张 明　徐 静

ENT
护理手册
喉切除
病人气道
延续性护理

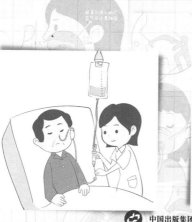

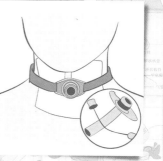

中国出版集团有限公司

世界图书出版公司
广州·上海·西安·北京

图书在版编目（CIP）数据

ENT气道护理手册 / 张明，徐静，吴建芳主编 . -- 广州：世界图书出版广东有限公司，2023.11

ISBN 978-7-5232-0874-8

I. ① E… Ⅱ. ①张… ②徐… ③吴… Ⅲ. ①气管切开—护理—手册 Ⅳ. ① R473.6-62

中国国家版本馆 CIP 数据核字（2023）第 201262 号

书　　名	ENT气道护理手册
	ENT QIDAO HULI SHOUCE
主　　编	张　明　徐　静　吴建芳
策划编辑	曹桔方
责任编辑	黄庆妍
装帧设计	张乾坤
责任技编	刘上锦
出版发行	世界图书出版有限公司　世界图书出版广东有限公司
地　　址	广州市海珠区新港西路大江冲 25 号
邮　　编	510300
电　　话	020-84460408
网　　址	http://www.gdst.com.cn
邮　　箱	wpc_gdst@163.com
经　　销	各地新华书店
印　　刷	广州市德佳彩色印刷有限公司
开　　本	787 mm×1092 mm　1/32
印　　张	5
字　　数	104 千字
版　　次	2023 年 11 月第 1 版　2023 年 11 月第 1 次印刷
国际书号	ISBN 978-7-5232-0874-8
定　　价	55.00 元（全 5 册）

咨询、投稿：020-84460408　gdstcjf@126.com

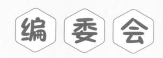

编委会

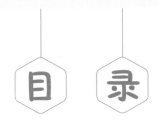

目 录

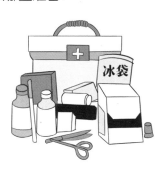

喉切除病人出院后，气管套管要佩戴多久？

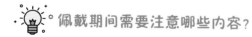 **喉部分切除术后为何要佩戴气管套管？**

喉部分切除术后佩戴气管套管的目的是暂时保证呼吸道通畅，同时帮助肺部痰液排出，让手术创面尽快愈合。

由于术后喉腔创面需要时间恢复愈合，为了保证呼吸道通畅，术中要做气管切开，并暂时佩戴气管套管。当创面愈合、喉腔重新建立、无呼吸道梗阻及缺氧表现时，则可以拔除气管套管。如果术后出现喉狭窄的情况，则需要长期佩戴气管套管。

佩戴期间需要注意哪些内容？

（1）首先病人要学会更换气管垫、清洗和消毒气管套管、全喉筒的方法。

（2）切勿用纸或棉签擦拭痰液，以防纸或棉签落入气道。外出时用纱布遮盖气管套管，防止冷空气刺激呼吸道或吸入异物。

（3）每日检查气管套管固定情况，系带松紧度可纳入一指为宜，不可自行松解，防止外套管脱出。观察系带处皮肤有无渗血、破溃、水疱、勒痕等皮损异常情况。

（4）不可参加水上运动；淋浴时注意保护气管套管，盆浴时水位不可超过气管套管。

（5）病人还需多饮水，保持呼吸道黏膜湿润，必要时可使用室内加湿器，增加空气湿度，防止呼吸道干燥形成痰痂。

（6）学会颈部淋巴结肿大的自我检查方法，如有异常及时就诊。

（7）若病人为喉全切除术后，可联系医院无喉言语训练中心学习食管发音，嗓音康复就诊流程（图1）。

（8）出院后遵医嘱定期做好门诊随访。其间如有造口红肿热痛伴流脓或肉芽生长、进食梗阻感、呼吸不畅或扪及颈部淋巴结异常，应及时就诊。

（9）喉部分切除术后气管套管内芯需随时携带。一旦脱管，医生需重新置入气管套管时，必须有内芯作为引导才能佩戴上去。当病人佩戴好气管套管后内芯就用不着了，但是为什么还让病人一定仔细保管它？因为存在以下可能：①因为某些原因需要更换气管套管，如做磁共振检查，医生先将金属气管套管换成非金属材质气管套管，拍片结束后再换回金属气管套管时，需内芯引导；②佩戴好的气管套管不小心脱出，要再次佩戴时，需内芯引导才能将气管套管重新戴上去。

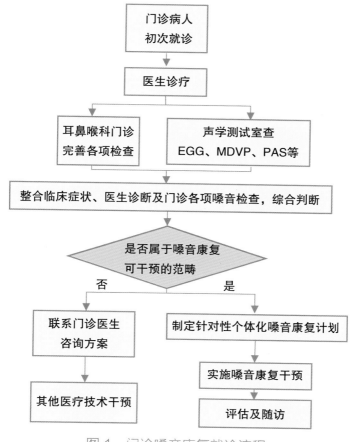

图 1　门诊嗓音康复就诊流程

💡 喉部分切除术后病人，何时拔除气管套管？

喉部分切除术后病人，出院时仍需佩戴金属气管套管。请按照医生要求定期门诊复诊，根据恢复情况一般2～3个月给予拔除气管套管。拔管前先尝试堵管（即堵住气管套管口，此时呼吸不再依靠气管套管），连续堵管须达到48小时，堵管期间病人如无胸闷、气促、呼吸不畅，并且不影响睡眠、不影响日常生活，则可以由医生拔除气管套管。

💡 喉全切除术后病人，何时拔除全喉筒？

刚刚手术后的病人，不能长时间取下全喉筒，以免造口收缩，引起呼吸困难。医生仅仅是在换药时会短暂地取出全喉筒，更换为清洁干净的全喉筒。

喉全切除术后病人，依靠颈部气管造口进行呼吸，要确保呼吸通道的通畅。按照医生要求定期门诊复查，根据造口恢复情况一般术后6～8个月可以取下全喉筒并保留。此时，为了保持美观和避免异物进入造口，可选择佩戴镂空装饰物（镂空玉佩等）、薄丝巾遮挡造口（图2）。但是，一旦发现气管造口缩小或呼吸费力，应立即佩戴全喉筒，必要时及时就诊。

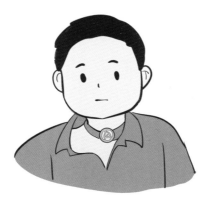

图 2　镂空玉佩遮挡造口

喉部分切除病人，拔管前需要做什么准备？

喉部分切除病人在术后 7 ～ 14 天，待病情稳定，喉部水肿完全消除，呼吸平稳，咳嗽和吞咽反射恢复，经口进食无呛咳，营养状态良好，呼吸道分泌物减少，无肺部炎症，痰液稀薄，能自行咳出，血氧饱和度维持正常时，可先用手指堵住气管套管，练习用鼻呼吸，保证呼吸通畅，如无胸闷、憋气感，可开始堵管。

注意：喉部分切除术后一段时间，为了让病人逐渐适应经鼻呼吸方式，会用软塞堵住气管套管。刚开始病人若有呼吸不畅、感觉痰液无法咳出的不适感，不必勉强堵管，可以每天堵几小时，循序渐进地适应，白天可以适当地延长堵管时间。堵管时如觉得呼吸困难、胸闷气促或痰液无法从口中咳出时可拔除堵管软塞。如果白天堵管适应良好，可在夜间睡眠时尝试堵管，如觉呼吸困难可拔除堵管软塞。

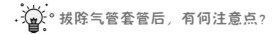 **拔除气管套管后，有何注意点？**

连续堵管后根据病情可予以拔管。拔管后 2 ~ 3 天尽量少说话，以利于颈部伤口的愈合。拔管后需注意呼吸、咳痰、吞咽反射及进食情况。

如何进行气管造口自我清洁？

为什么要进行气管造口的自我清洁？

首先，喉癌术后气切造口周围仍有少量血性分泌物及痰液，每天应及时清洁和消毒，并更换气管垫。其次，可在清洁时观察造口的恢复情况，以便及时发现异常并就诊。最后，喉部分切除术者在练习经口进食时，可能会有不同程度的误咽，此时食物会经气管套管咳出，更易污染切口。

出院后造口需要自己消毒清洁吗？

通常情况下，为避免发生感染，病人在出院后两周内仍然需要进行造口的清洁和消毒。如两周后造口无特殊情况，则无须再进行造口清洁。

造口该如何清洁消毒？

根据手术方式，术后会佩戴气管套管和全喉筒两种气管导管，根据气管导管类型的不同，进行造口的清洁消毒。具

体如下:

1. 佩戴气管套管者

（1）解开气管垫颈后的活结，取下气管垫。在取气管垫的过程中，务必注意区分气管套管系带和气管垫系带（图3），切记不能解错！同时取内套管时将食指和

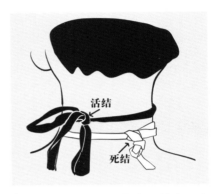

图3　气管套管系带（死结）和气管垫系带（活结）

拇指抵住气管套管外壁，防止气管套管脱出（图4）。

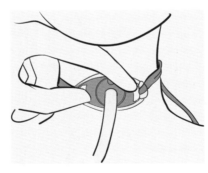

图4　取气管套管内套管

（2）取干净的酒精棉球进行造口周围皮肤消毒，方向

由内向外（棉球须干湿度适宜）。

（3）将气管垫两端的绳子穿过气管套管，两根绳子交叉后打活结固定于头颈后，松紧以可纳入一指为宜。

2.佩戴全喉筒者

（1）解开全喉筒和气管垫颈后固定活结，轻轻地取下全喉筒和气管垫。

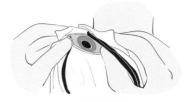

（2）取干净的酒精棉球进行造口周围皮肤消毒，方向由内向外。

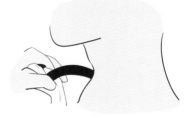

（3）将气管垫两端的绳子交叉穿过干净的全喉筒，

图 5　佩戴全喉筒

然后将全喉筒放入造口内，最后将气管垫和全喉筒的绳子在颈后分别打活结，松紧以可纳入一指为宜（图5）。

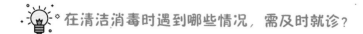

在清洁消毒时遇到哪些情况，需及时就诊?

清洁消毒时发现造口处皮肤有红肿、渗血、流脓等异常情况；清洁消毒时酒精棉球不慎掉入造口内，突发呼吸困难等紧急情况，请立即至附近医院就医。

如何自行清洗、消毒气管套管？

气管套管或全喉筒一般有两种材质，金属筒和塑料筒。金属筒不易堵塞，容易清洁，临床一般会选择佩戴金属筒；而塑料筒分泌物容易沉积于管壁，甚至结痂，容易造成堵塞，且不容易清洗，因此，仅仅在放化疗期间或行特殊检查时才会佩戴塑料筒。

因出院后需要佩戴气管套管或全喉筒，病人需要学会正确地清洗消毒气管内套管或全喉筒。气管套管的消毒方法有多种，不同的材质清洗、消毒的方法也不同，一般采取煮沸消毒法和化学浸泡消毒法。

一般来说，气管内套管每日取出清洗消毒 ≥ 3 次，全喉筒每日取出清洗消毒 ≥ 1 次，持续堵管的病人每日清洗消毒 1 次；根据痰液黏稠度、痰量和气管套管通畅情况，可适当调整，如果病人痰液黏稠、痰量多则可增加清洗消毒次数。

气管套管、全喉筒、气管套管刷和全喉筒刷（图6～图7）。

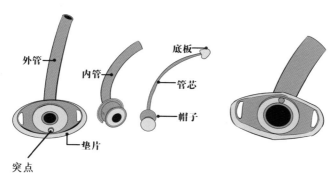

图6 金属气管套管（左）和 金属全喉筒（右）

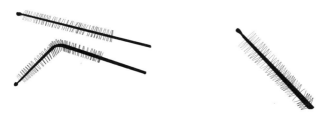

图7 金属气管套管刷（左）和 金属全喉筒刷（右）

金属气管套管的内套管如何清洗、消毒？

金属气管套管的内套管的清洗消毒参考《气管切开病人的气道护理》中"常见的气管套管有哪些？"。

金属全喉筒如何清洗、消毒？

具体步骤：①操作者在操作前应洗净双手，解开或剪断全喉筒系带放入锅内煮沸 3～5 分钟，使痰液中的蛋白质变性凝结，有利于清洗；②用全喉筒刷子在流动水下清洗全喉筒，并对光检查，确保清洁无痰液附着；③再次放入干净的水中，煮沸消毒，煮沸时间≥ 15 分钟，取出冷却晾干；④将冷却晾干的全喉筒缓缓放入造口内，系带在颈后打活结，松紧以可纳入一指为宜。

塑料气管内套管如何清洗、消毒？

具体步骤：①操作者在操作前应洗净双手，双手操作，一手食指和拇指固定气管套管底板，一手旋转内套管，将内套管缺口旋转至突点后，取下内套管；若病人使用美敦力气管套管，双手操作，一手食指和拇指固定气管套管底板，一手轻捏内套管头端取下；②先用双氧水或多酶浸泡 5～10 分钟，使内套管上的有机物被分解，有利于清洗；③用长棉签或棉片在流动水下清洗内套管外壁，清洗时，动作要轻柔，防止用力过猛损坏塑料气管套管的内套管，并对光检查内套管，确保清洁无痰液附着；④刷洗干净的内套管应完全浸没于 3% 双氧水或 75% 酒精消毒液中，双氧水浸泡时间 ≥ 15 分钟，酒精 ≥ 30 分钟。消毒后用生理盐水或无菌水、蒸馏水、冷开水冲洗干净，取出晾干后放入外套管中，放入方法同金属气管套管。

☀ 塑料全喉筒如何清洗、消毒？

具体步骤：①操作者在操作前应洗净双手，解开或剪断全喉筒系带；②先用双氧水或多酶浸泡 5 ~ 10 分钟，使全喉筒上的有机物被分解，有利于清洗；③用长棉签或棉片在流动水下清洗全喉筒，清洗时，动作要轻柔，防止用力过猛损坏塑料全喉筒，并对光检查全喉筒，确保清洁无痰液附着；④将清洗干净的全喉筒完全浸没于 3% 双氧水或 75% 酒精消毒液中，双氧水浸泡时间 ≥ 15 分钟，酒精 ≥ 30 分钟。消毒后用生理盐水、无菌水、蒸馏水或冷开水冲洗干净，取出晾干；⑤将全喉筒缓缓放入造口内，系带在颈后打活结，松紧以可纳入一指为宜。

　　由于气管内套管或全喉筒管腔有一定的弧度，不易清理，容易造成痰液残留，可能导致呼吸道感染发生，所以气管套管的清洁与消毒是保持气道通畅、预防局部感染和肺部并发症的关键，气管套管的清洗与消毒是出院后居家护理的重要环节。

　　金属气管套管或全喉筒可选择煮沸消毒法或化学浸泡消毒法，但塑料材质的气管套管或全喉筒仅能选择化学浸泡消毒法，不可选择煮沸消毒法。因塑料本身的材质遇热后，管腔会出现变形，造成损坏，无法佩戴。

　　一般人气道有正常的菌群，气管套管或全喉筒只需要消毒，无须达到无菌状态，病人应根据自身佩戴气管套管或全喉筒的材质，再结合自身情况和上述的方法，选择合适的消毒方法。

淋浴时如何保护造口？

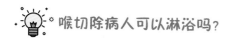 **喉切除病人可以淋浴吗？**

答案是肯定的。但喉切除术后，由于不能自主控制呼吸，所以过度用力和重体力活动会比较困难，并且应放弃水上运动，除非经过特殊训练或配备相应的装备。因为水可通过造口进入气道或肺，这是十分危险的行为。所以不可参加水上运动，如游泳、冲浪、摩托艇等。

一般术后多久可以开始淋浴？

住院期间若伤口仍未拆线，则暂不可淋浴，但可按需擦身保持皮肤清洁干燥。出院前医生根据病情拆除造口线，术后两周左右造口处伤口即愈合，出院回家后即可开始淋浴。

为什么淋浴时要保护造口？

通常人体呼吸时气体由口鼻处进入后，通过喉腔进入气管，再由各支气管进入肺中（图8）。但喉切除术后需要人工气道帮助病人进行呼吸。淋浴时如果不保护造口，水就会通过造口进入气道或肺，轻则造成误吸或呛咳，重则可发生生命危险。

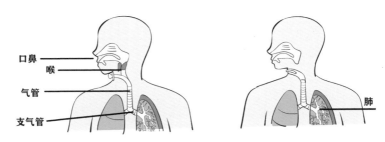

口鼻
喉
气管
支气管
肺

图 8　气管切开病人（左）和全喉切除病人（右）

淋浴时要如何保护造口？

淋浴时注意保护气管造口。一般建议洗头、洗澡分开进行。淋浴时花洒不可从头部以上淋下，需避开气管造口处，从造口下端开始淋浴，避免水进入造口。也可佩戴一种特制的塑料造口保护罩，以防止水进入造口（图9）。不建议盆浴，如果特殊需要，则切记水位不可以超过胸部乳头位置。

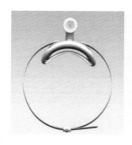 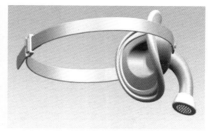

图 9　塑料造口保护罩

万一淋浴时不慎将水溅入造口内，该怎么办？

一般来说，当病人出院时气管造口处伤口已愈合，因此，造口外部溅到水时无须过度担心，只要用干净毛巾擦拭即可。

如果气管造口内溅入少许水，可能会出现误吸或呛咳，需警惕引起吸入性肺炎，如出现高热、咳嗽、呼吸困难等症状，需及时就医。

喉切除病人外出旅行时应做哪些准备？

外出旅行是一件令人充满期待、开心的事。但对喉切除病人而言，外出旅行却充满了挑战。外出旅行时，远离了日常熟悉的环境，接触陌生的环境，诸多风险正埋伏潜藏着。如何预防和杜绝隐患，让旅行染上喜悦的色彩，不要因为喉切除而放弃了远方的美景和生活的乐趣。那么在旅行前做好充分的规划和准备，保证旅行安全是极其重要的。

喉切除病人外出旅行时有哪些潜在风险？

1. 预防气道异物导致气道堵塞，从而造成窒息

气道异物是外出旅行最大的风险。外出旅行过程中可能会有飞虫或者其他异物不小心通过气管造口进入气道。异物进入气道会影响呼吸，导致缺氧，严重者可出现气道完全堵塞，无法呼吸，窒息而亡。故建议外出旅行可用保护罩保护颈部气道开口，防止异物进入。外出旅行时不建议进行游泳

或高速飞行 / 旋转等类似的运动或娱乐活动。

2. 预防气道干燥导致的痰痂堵塞气道

外出旅行时若所处环境干燥或湿化不到位，则易出现气道干燥，如果咳痰费力或痰液黏稠，则容易导致痰痂堵塞气道引起呼吸不畅。建议外出旅行携带好湿化装置，按需湿化气道。若环境较干燥，则需增加湿化频次。有条件者，可以佩戴热湿交换器（heat and moisture exchanger, HME）——又叫人工鼻，进行持续主动湿化（图 10）。

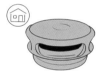

居家款 HME
白天在家放松时可使用

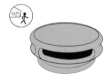

外出款 HME
通气量较大，便于外出或日常活动时更轻松地呼吸

夜间款 HME
为了夜间更好地休息可使用

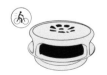

运动款 HME
专门为体育活动而设计

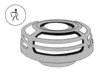

保护款 HME
采用有效的过滤器，从而加温加湿吸入的空气

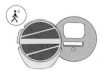

免按压款 HME
不需要用手就可以自由说话

图 10　适应不同需求的人工鼻

3. 预防气管切开处或气管造口处感染

外出旅行也不能忘记做好常规的颈部开口处皮肤的清洁消毒。如果气管造口局部出现红肿热痛，则提示可能发生感染了。若外出旅行环境污浊或者人群密集，同时没有做好颈部气切口或者气管造口的清洁消毒，则要警惕感染风险。因此，建议选择环境清洁或人流量少的地方旅行。

4. 预防气管套管或全喉筒脱出

对于仍然在佩戴气管套管或者全喉筒的病人，选择外出旅行，则还要注意气管套管和全喉筒要确保固定在位。对于佩戴气管套管的喉切除病人，特别要注意气管套管内芯必须要随身携带。一旦气管套管脱出，气道会塌陷，影响呼吸，可能出现窒息。重新放入气管套管，需要内芯的引导，因而内芯在此种情况是救命利器。

喉切除病人外出旅行需要准备哪些物品？

外出旅行时，建议将所有气道护理用品和药品放到一个专用的包袋中，随身携带、方便拿取，携带用物的数量取决于旅行的长短（图 11）。

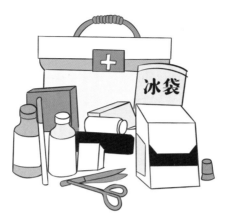

图 11　外出专用包袋

所备物品包括但不限于以下：

（1）药物。

（2）气切造口护理用物：生理盐水、气管垫、酒精棉球或其他可用于伤口或皮肤的消毒液、纸巾、镊子、镜子和手电筒（备额外电池）。

（3）气道湿化用物：湿化液，有条件使用者或正在使用 HME 者可额外准备 HME，备多个 HME 和 HME 底板。

（4）气道保护装置：挡住气切口或造口，但不影响呼吸的用物，如丝巾或者纱布。

（5）全喉筒：对于喉全切除者，需要携带备用全喉筒，便于更换。

（6）电子喉：喉全切除病人且会使用电子喉者可携带外出旅行。

（7）发音假体：安装有发音假体装置的病人也要携带电子喉（备额外的电池），以备无法通过发音假体装置说话的情况。

使用发音假体装置的病人同时还需携带以下物品：① 备用的免按压式 HME 和一个备用的发音假体；② 用于清洗发音假体的刷子和冲洗球；③ 一根红色的 Foley 导管：当发音假体意外脱落时可以放置在气管食管瘘道中。

（8）纸和笔：紧急情况下，如手机没电、电子喉或发音假体不能使用，则可通过最原始的方法与他人沟通。

·ᐰ· 不同的交通工具，该如何选择？

交通工具的选择取决于路程长短、个人经济状况、可以获取的交通工具及个人喜好等。喉切除病人外出旅行选择何种交通工具，则需要考虑更多的问题。建议选择内部环境较单一和平稳的交通工具，比如公交、出租车、地铁、火车、动车、高铁、飞机等。而像自行车和摩托车这样的交通工具，则不建议喉切除病人使用，因为所处的环境变化较大且无外部保护装置，容易出现飞虫和异物进入气道的情况。若突然出现咳嗽咳痰等情况则会影响骑行或者驾驶，不利于个人生命安全。

若喉切除病人独自驾车出行也是充满了挑战。我们知道，保证安全驾驶非常重要的一点是用双手握住方向盘，然而，喉切除病人在驾驶过程中出现咳嗽咳痰或需要使用电子喉说话或需要湿化气道时，只能用一只手来驾驶和操控汽车，增加了驾驶风险。

为提高驾驶安全，病人应注意的要点如下：

（1）驾驶汽车时使用车载通风系统，避免直接暴露在车外的空气中；

（2）摇起车窗，使用空调，减少灰尘和刺激物的暴露；

（3）确保汽车安全带不会因覆盖造口而阻碍呼吸；

（4）遇到咳嗽或打喷嚏，或需要说话时，将车停到路边；

（5）若条件允许者，驾驶时可使用免按压型HME；

（6）开车时请勿使用手机（即使是免提手机）；

（7）使用电子喉的喉切除病人如在驾车时被警察喊停，警察可能会将电子喉误认为武器（尤其在境外旅游）。

建议通过出示书面标识来解释，最好不要手持电子喉说话，以免被误会。书面解释之后可向警察解释自己需要电子喉才能发出声音说话。

但是如果自驾出行，发生了车祸，充气式安全气囊可能阻碍空气进入造口引起窒息。因此，喉切除病人在非必要的情况下不要自行驾车外出旅行，建议在家人朋友的陪伴下外出旅行，若自驾出行，则可坐在汽车后排座椅上，这样安全性更高。

喉切除病人乘坐飞机的安全隐患也是存在的，尤其是长途飞机。乘坐飞机时由于脱水（在高空中机舱空气湿度低）、飞机内的氧气压力较低以及乘客静坐不动等易导致深静脉血栓形成。若血栓从血管壁脱落时，可以经血流循环到达肺部，并引发一种需要紧急救治的严重并发症——肺栓塞。此外，空气湿度低会引起气道干燥导致痰液堵塞。另外，空乘人员往往并不熟悉喉切除病人的供氧方式，也就是通过气管造口给氧而不是通过口鼻。喉切除病人可以通过以下方法来避免潜在危险的发生，也能使喉切除病人的飞机航行更轻松安全：

（1）提前通知乘务员，令其知晓自己是一位喉切除病人。

（2）预订机舱出口排、舱板隔间排或通道处的座位，以增加腿部活动空间。

（3）将医疗用品放置在随身手提行李箱内的可及位置（包括造口护理设备和电子喉）。

（4）在飞机上每两小时饮用至少 240 毫升的水（包括飞机停留在地面上的时间）。

（5）避免饮用酒精和咖啡因饮料，因为它们可能导致脱水。

（6）避免在座位上跷二郎腿，因为这样会减少腿部的血液循环。

（7）穿弹力袜。

（8）如是深静脉血栓的高危病人，可咨询医生是否可在飞行前服用阿司匹林以降低血凝。

（9）穿着宽松舒适的衣物。

（10）在飞行过程中尽可能进行腿部运动、站立或行走（图 12）。

（11）如果飞行过程中噪声较大，难以说话清晰时，请通过书面与空乘人员沟通。

（12）在飞行期间定期使用生理盐水湿化造口以保留气道湿润。

（13）可使用 HME 或湿布覆盖造口以保持湿度。

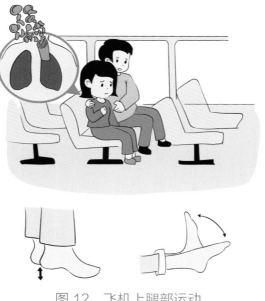

图 12　飞机上腿部运动

外出旅行时需要前往医院就诊，该做哪些准备？

喉切除病人外出旅行过程中出现气道异物、气道梗阻或窒息等紧急情况时，需要在外地医院或其他医疗机构接受急救或非紧急救治。但由于和医护人员沟通困难，情况紧急时尤其严重，所以准备好包含医疗信息的文件夹特别有效。

同时携带"帮助沟通工具包"也非常有用，这个工具包应该保存在紧急情况下很容易拿取的地方。工具包中应该包括但不限于以下：

（1）一份病人目前最新的疾病手术史、过敏史和诊断信息。

（2）所用药物的最新清单以及所有医疗处置、放射科检查、扫描和实验室检查的结果（可用光盘、USB 盘或网盘保存）。

（3）家人和朋友的信息（电话、电子邮件或地址）。

（4）一份颈侧面照片或者图片，能标明喉切除病人特殊的上气道解剖结构，或发音假体的放置位置。

（5）纸、笔和垫板。

希望以上建议可以有所帮助，让喉切除病人的旅行不再危机四伏，能好好享受旅行的乐趣。走出家门看看外面的风景，重拾美丽生活的信心。

后　记

　　正常的通气功能对维持人体内环境的稳定有着重要作用。如因各种原因使得气道通畅性受阻或通气功能异常，除了为病人提供及时、有效的医疗处置外，还须对病人进行相关的气道护理。

　　本套书围绕耳鼻喉科气道护理展开，根据不同主题内容分为五册，包括小儿和成人气道急救护理、气管切开病人的气道护理、喉切除术围手术期及居家护理，力求为病人及其家属提供在院前急救、治疗和康复过程中关于气道护理的合理有效的处置措施。

　　本套书由来自复旦大学附属眼耳鼻喉科医院、华中科技大学同济医学院附属协和医院、首都医科大学附属北京同仁医院、中南大学湘雅三医院、山东省立医院等全国九家医院的耳鼻喉科医护领域的 30 多位专家共同编写。由于编者水平所限，不足之处难免，请广大读者不吝赐教，提出宝贵意见。

　　本套书为科普读物，适合普通大众、气管切开与喉切除病人及其家属阅读，也适合耳鼻喉科护士阅读和参考。

张　明　徐　静　吴建芳

2023 年 8 月于上海